PLUS DE SANGSUES!

Tout exemplaire qui ne sera pas revêtu de la signature de l'Auteur est réputé contrefait.

A. Mourier

LE NORMANT FILS, IMPRIMEUR DU ROI,
Rue de Seine, n° 8.

PLUS

DE SANGSUES!

PAR AUDIN-ROUVIÈRE,

Médecin-Consultant, ancien professeur d'Hygiène au Lycée de Paris,
Membre du Bureau des Consultations médicales.

La sangsue un jour passera.
SCRIBE.

Une erreur reconnue est souvent une vérité acquise.
RENAULDIN.

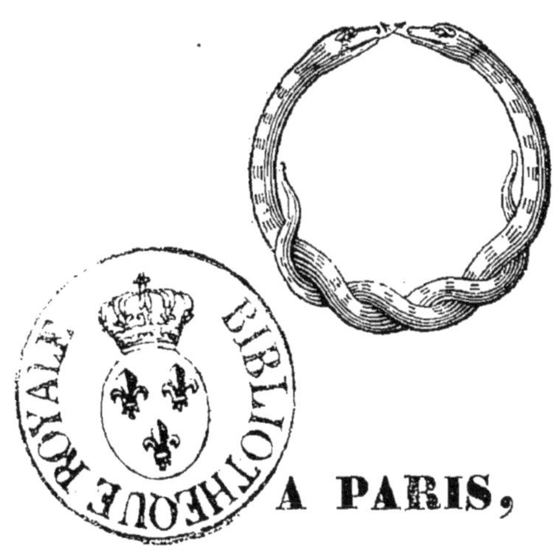

A PARIS,

CHEZ PONTHIEU ET Cie, PALAIS-ROYAL;

ET CHEZ LES PRINCIPAUX LIBRAIRES.

1827.

Observations préliminaires.

Les abus sans nombre d'un système meurtrier qui, par un prestige presque inexplicable, s'est propagé avec tant de rapidité depuis quelques années, les désastres qui en ont été l'inévitable conséquence, nous ont déterminés à publier cet opuscule. Déjà, dans la huitième édition de notre ouvrage, intitulé *la Médecine sans le Médecin*, ou *Manuel de Santé*[1], nous en avions présenté une faible esquisse au paragraphe *Sangsues*; mais nous avons cru devoir donner un plus grand développement à nos pensées, en faisant imprimer cette dissertation, pour mettre un frein, s'il est possible, à ce fléau destructeur auquel ni l'âge, ni le sexe, ni les tempéramens, ni les positions sociales, la fortune ou la misère, n'ont pu échapper jusqu'à présent. Trop heureux si nous parvenons à prémunir nos lecteurs contre les atteintes venimeuses des sangsues, à les garantir de la douloureuse et dégoûtante empreinte de ces hideux reptiles, et concourir à faire rejeter ces théories séduisantes, mais trompeuses, qui ont si souvent entraîné les jeunes médecins dans les plus redoutables écueils!

Il est vrai de dire que déjà la plupart des professeurs de l'art médical, désenchantés de

1 Neuvième édition, entièrement refondue et considérablement augmentée. Un vol. in-8° de 600 pages, avec portrait et gravure. Prix : broché, 5 fr., et 6 fr. relié.

Se vend chez l'Auteur, rue d'Antin, n° 10.

ce pernicieux système, commencent enfin à renoncer à cette odieuse manie. L'ombre des Vicq-d'Azir, des Barthès, des Sydenham, des Stoll, des Boerhaave, des Bichat, leur aurait-elle apparu? Mais les gens du monde, que la mode séduit, que l'exemple subjugue, victimes obéissantes, se soumettent encore aveuglément à la morsure de ces vers *dévorateurs*.

Des négocians étrangers, impitoyables spéculateurs, en ont infesté la France[1], et ce qui paraît incompréhensible, les sangsues françaises ont bientôt presque manqué! nos marais, nos étangs ont à peine pu fournir la quantité nécessaire à cette frénésie. L'Espagne, la Pologne, l'Égypte, l'Italie, la Turquie même, en alliée reconnaissante, nous ont fait parvenir des cargaisons de ces vilaines bêtes pour nous sucer. Voilà donc les sangsues espagnoles, égyptiennes, italiennes, po-

1 On lit sur le tableau d'une maison située sur le canal Saint-Martin l'inscription suivante : *Maison de commerce pour les sangsues étrangères.*

lonaises, turques, qui, à l'envi, s'abreuvent impunément du sang français.

Dans l'intime conviction où nous sommes qu'il importe pour le bonheur de l'humanité d'arracher le bandeau dont les yeux de la multitude sont encore couverts, nous avons cherché à faire justice de la violation des principes fondamentaux de la science, à éclairer nos lecteurs, à les mettre en garde contre ces doctrines, séduisantes peut-être, mais si fatales; en leur démontrant que les systèmes incomplets sont presque toujours dangereux, parce qu'ils entraînent dans de fausses routes, ou manquent d'une base solide pour nous guider dans celle de la raison. La médecine, conservatrice de la vie des hommes, ne peut que repousser une méthode aussi meurtrière, contre laquelle nous publions aujourd'hui ce manifeste, en attendant que nous nous occupions d'une réfutation *ex professo* du système Broussais.

Chaque siècle a son goût particulier et sa mode. Jusques à quand donc cette rage durera-t-elle? que faut-il à ces doctes vampires pour la satisfaire? Nous venons exposer les dangers d'un si cruel abus, répéter qu'on doit se défier de ces dangereux novateurs, qui, plutôt par un instinct d'imitation, habitude, ou système, que par conviction, condamnent froidement leurs malades à devenir la proie de ces bataillons de sangsues, rassemblés de tous les pays? Parviendrons-nous à déchirer le voile qui leur couvre la vue? les conseils de notre longue expérience leur apprendront-ils du moins à se soustraire à un système barbare, que la nature condamne, et qui désole le monde médical et pharmaceutique? Concevons-en l'espoir. Le sanctuaire de la justice vient de retentir de plaintes élevées contre l'effrayant abus des sangsues [1]. Déjà notre

1 Un pharmacien, traduit dernièrement à la police correctionnelle, pour tenir deux officines de pharmacie, l'une à Belleville et l'autre à Paris, a répondu au tribunal que depuis plusieurs mois il cherchait à vendre sa pharmacie de campagne, et qu'il ne trouvait pas d'acheteur, parce que les sangsues faisaient tomber dans le discrédit les établissemens de pharmacie. Il a été acquitté, sur le silence du Code pénal relativement au cas où il se trouvait.

prédiction semble s'accomplir, l'avenir ne pourra que la justifier. L'invincible dégoût qu'inspirent les sanglans *anhelides* confirme tous les reproches mérités par ces novateurs, qui prétendent transformer notre époque médicale en *sanguinomanie!*

Puisse ce petit ouvrage devenir un parasangsue, et faire répéter avec son auteur :

PLUS DE SANGSUES!

PLUS

DE SANGSUES!

Lorsque, dans notre ouvrage intitulé *la Médecine sans le Médecin, ou Manuel de Santé*, nous avions entretenu nos lecteurs du sang, de la saignée, des avantages et des inconvéniens de cette opération, nous avions pris ce mot dans son acception générale, en enveloppant dans la même catégorie tous les procédés propres à tirer du sang de notre corps.

Ils consistaient autrefois à faire, avec une lancette, une incision à une veine, ou enfin à dégorger le système capillaire par des scarifications. Ces procédés ont passé avec leurs partisans; mais les doctrines contestées semblent être éternelles; et les sangsues des modernes continuent, avec plus d'acharnement encore, la guerre que la saignée avait déclarée à l'humanité. Celui qui aurait osé prédire, il y a trente ans, le succès de ce barbare système, aurait sûrement passé pour un fou, et cependant rien n'est plus réel; c'est ainsi que tous les systèmes en médecine se succèdent, se reproduisent et s'anéantissent les uns par les autres; c'est qu'ils n'existent que dans les livres, et non dans la nature.

Quelques exemples de succès, pris dans un sens contraire, ont servi de base au système de l'emploi des sangsues; on n'a pas été persuadé par de judicieux raisonnemens, mais on a entendu un professeur qui, las de suivre une route commune, n'a vu d'autre parti à prendre pour faire du bruit que de contredire tous ses confrères; il en a cherché tous les moyens; il a cru pouvoir se permettre des pensées différentes de celles qui avaient été émises jusqu'à lui; il a voulu persuader tout le monde et lui-même, quoiqu'il eût acquis la certitude qu'il s'abusait. Nous sommes tant amis du nouveau, du merveilleux! Les confrères ont commencé d'abord par dédaigner, critiquer, crier au scandale. Cela a fait grand bruit, on a écrit de part et d'autre, mais le nouveau devait l'emporter. Les jeunes médecins se sont déclarés ses partisans; plusieurs opposans, voyant qu'il n'y avait plus que ce moyen d'avoir des malades, ont adhéré par imitation et ont fini par croire et suivre les autres : la méthode des sangsues a donc été ainsi préconisée et adoptée sans réflexion.

Parmi les nombreux disciples du docteur Broussais, combien ont adopté ses préjugés, sans être doués de son talent et de sa brillante élocution! Combien ont pu se laisser entraîner à des erreurs graves, effrayantes, pour avoir suivi à la rigueur les conséquences de son système!

Ce professeur profite de ses avantages pour propager sa doctrine et se faire admirer de ses auditeurs, toujours ardens à le prôner. Une habileté rare à se mettre à propos en spectacle, l'ambition de devenir même l'émule d'Hippocrate et de régner exclusivement dans les Ecoles : voilà le stratagème, voilà le secret de la science!

S'il s'est trouvé quelques anciens médecins qui aient rejeté la doctrine d'un professeur enthousiaste, le plus grand nombre des nouveaux l'a adoptée. C'est le propre des jeunes adeptes de s'abandonner à la routine, de respecter les habitudes sans les raisonner, de croire sur parole et de juger du mérite d'une méthode, d'après le jugement du professeur aveuglé ou prévenu. Ils aiment mieux soumettre leur raison, souvent révoltée contre ce que ces doctrines ont de plus absurde, que de se livrer à leur examen. Le professeur a transmis ces dispositions à ses élèves; ses préceptes et son exemple les ont développées, et l'usage les a fortifiées.

Il est incontestable néanmoins que des faits douteux, et qui ne sont pas coordonnés ensemble pour être réduits en système, ne pourront jamais constituer la science.

Si l'imagination est précieuse pour les poëtes et les artistes, elle est souvent nuisible aux médecins et fatale à leurs malades. C'est par son séduisant prestige que l'on voit de nos jours les mêmes élèves appliquer sans discernement les vues pratiques du professeur, ne rêver que phlegmasies, ne songer qu'aux sangsues. Imbus comme ils le sont de la théorie de leur maître, ils veulent faire plus que lui : pourrait-il les ramener dans la bonne route? l'orgueil ne nous presse-t-il pas de rejeter toute opposition contraire? Ne serait-il pas humiliant d'avouer qu'on n'avait embrassé que des erreurs et caressé des chimères.

Il existe, soit dans l'ensemble de l'organisme, soit dans chacun de ses élémens, une tendance à une marche régulière et douce; et ce n'est que par une étrange exception aux lois vitales, que l'économie se trouve en proie à des secousses, à des impulsions irrégulières. L'uniformité, que suit la nature dans l'acte de la vie, est la véritable règle de conduite pour le médecin, qui ne doit considérer, dans la pratique de son art, les mesures violentes que comme des moyens dangereux, lors même qu'elles paraissent nécessaires. C'est d'après ces considérations que le docteur Castel vient de faire une large brèche à l'édifice médical de M. Broussais, par un ouvrage qui serait une réfutation, *ex professo*, de la doctrine médicale de ce professeur, si l'auteur eût battu en ruine le système plutôt que les propositions isolées. Ses raisonnemens sont pressans, et les objections puissantes; l'auteur montre beaucoup de sagacité dans l'analyse des principes prétendus physiologiques, et en fait ressortir l'absurdité jusque dans leurs dernières conséquences.

On commence à secouer le joug avilissant sous lequel les médecins ont trop long-temps courbé leur tête, et à rechercher, en prenant l'observation pour guide, à s'élever des faits vers les causes.

Ne paraît-il pas, en effet, hors de contestation que, dans la généralité des maux qui attaquent notre existence, c'est sur le canal intestinal que nous devons agir, soit pour arrêter le mal dans son principe, soit pour l'épuiser dans le centre où il s'est accumulé ? Comment donc arrive-t-il que des médecins praticiens, au mépris de cette doctrine, s'obstinent à attaquer le mal partout où il ne fait que passer, et jamais dans le foyer d'où il part et où il se rend ? Pourquoi cette opiniâtreté à appliquer des sangsues dans l'intention d'expulser le bon principe comme le mauvais, et de dévouer à la même condamnation le baume et le poison de la vie ? Pourquoi le médecin qui n'ose, par l'horreur du sang, l'attaquer à coups de lancette, appelle-t-il à son secours des animaux encore plus sanguinaires que lui ? et pourquoi les sangsues sont-elles devenues le spécifique presque universel du moderne empirisme ? C'est qu'il n'est pas de doctrine si mauvaise que la mode ne puisse accréditer ; c'est qu'on embrasse une théorie par un aveugle enthousiasme qui force l'attention à se borner sur un objet unique ; c'est qu'il faut, jusque dans les professions les plus respectables, des partis, des cabales, des chefs et des couleurs différentes.

La partie la plus difficile et la moins avancée de la médecine étant sans contredit la connaissance de la nature précise des affections internes, il a dû exister une très-vive controverse sur la question de savoir si la fièvre adynamique, par exemple, est une maladie essentielle ou un symptôme d'une irritation du tube intestinal; le docteur Broussais soutient la dernière proposition, la plupart des médecins défendent la première.

Quant à nous, excités par un sentiment d'humanité, nous ne cesserons de nous écrier: Ce n'est point en épuisant le principe vital par des sangsues, c'est en faisant disparaître les obstacles qui gêneraient sa marche, qu'on peut prolonger l'existence de l'homme. Malgré l'expérience, malgré des preuves trop chèrement acquises, nos assertions ne manqueront pas de contradicteurs; il faut de la persévérance, du temps, du caractère pour les faire triompher. L'enseignement mutuel, la vaccine, le gaz comptent de nombreux opposans; l'esprit routinier est le plus commun parce qu'il est le plus facile; il ne faut donc pas s'étonner si une grande quantité de jeunes médecins ont adopté le système *Broussais*.

Lorsqu'un médecin, d'une grande renommée, propose une doctrine nouvelle, l'influence qu'il exerce sur l'opinion concourt puissamment à propager ses idées, et le mérite de ses premières productions est un garant qui dépose en faveur des nouvelles.

L'une des causes du succès qu'a obtenu ce système, a été la contagion de l'exemple; peu d'élèves, parmi ceux qui l'ont adopté, l'ont soumis à une discussion approfondie; c'est un travail dont la plupart sont incapables; mais ils suivent le torrent, ils le grossissent, ils croient ce que les autres croient. L'attrait de la prétendue nouveauté doit être mis en ligne de compte; il fut trop souvent l'un des mobiles principaux de nos révolutions médicales.

Il y a des opinions que semble favoriser notre nature : celle-ci est du nombre; elles sont inséparables de la faiblesse et de la diversité des esprits. On a souvent, dans l'art de guérir, substitué des préjugés à d'autres préjugés. Les médecins sont hommes, ils ne peuvent se défendre des erreurs de leurs contemporains. Car l'imagination tend perpétuellement à substituer le merveilleux à la réalité.

Les théories du docteur Broussais seront toujours susceptibles de recevoir deux interprétations. Toujours elles auront des sectateurs aveugles, et d'autres dignes d'estime, parce que les uns prendront les mots au sens propre et vulgaire, et que les autres les concevront sous un autre point de vue.

L'esprit humain s'agite de mille manières, afin de parvenir à la connaissance des principes de notre organisation ; mais n'emploie-t-on pas, pour y parvenir, les méthodes les moins favorables? L'observation, l'expérience, l'analyse peuvent seules arracher à la nature des secrets qu'elle a dérobés à notre intelligence.

Admettons avec prudence et circonspection une théorie qui n'est pas basée sur des faits positifs. Si elle est reconnue fautive, si les abus qui en émanent sont dangereux et meurtriers, qu'elle soit à jamais bannie du domaine de la science.

Une application mal entendue de quelques ouvrages de médecine a provoqué le système des sangsues. M. Broussais a donné trop d'extension à cette nouvelle influence. On a droit de s'étonner que des principes lumineux, et féconds en applications utiles, aient donné lieu au développement d'une doctrine encombrée de mots insignificatifs et du langage stérile de l'Ecole; doctrine où les élèves et les jeunes praticiens ne savent point trouver le fil qui doit les diriger dans ce labyrinthe. Ils croient avoir tout dit, tout approfondi, en répétant à l'envi les mots consacrés, *phlegmasie*, *gastro-colique*, *gastro-entérite*, *gastro-duodénite*. Que de pages ne faudrait-il pas pour décrire les abus de la nouvelle doctrine! Parmi les reproches adressés à cette méthode, s'il en est qu'un examen attentif détruit entièrement, il en est d'autres qui seront l'objet de controverses éternelles. Ce qui est constant néanmoins, c'est qu'on n'a pas toujours songé à répandre le sang des hommes pour leur rendre la santé.

Cette lumineuse théorie de l'inflammation, ces faits si nombreux, si concluans, que prouvent-ils en définitive? que ne laissent-ils pas à désirer?

Prompt à s'emparer des idées de Chirac, Bordeu, Prost, etc., et recevant d'heureuses inspirations des ouvrages des Secreta, des Sylva, des Thomassini et de leurs successeurs, M. Broussais s'est fort habilement servi de cet échafaudage pour établir son système favori, que ses élèves enthousiastes ont prôné avec toute la chaleur du jeune âge et l'entraînement des formes nouvelles.

Nous ne suivrons pas ce nosologiste dans ses classifications assez bisarres; nous dirons seulement qu'après avoir exploité le vaste champ des phlegmasies chroniques, il s'est rejeté sur les aigues, nous menaçant de localiser toutes les maladies.

C'est ainsi qu'entraîné, dominé par une idée exclusive, le chef de la doctrine nouvelle a voulu rapporter toutes nos affections aux phlegmasies, et, dès-lors, ne voyant plus qu'un traitement convenable, il nous a condamnés à être dévorés vifs par les avides sangsues : il fallait verser du sang, quand même!

C'est donc en vain qu'on a voulu protester contre les opinions du docteur Broussais, le convaincre que dans mille circonstances, par sa méthode meurtrière, on avait immolé, etc., etc.; que les nombreuses autopsies cadavériques faites dans les hôpitaux qu'il dirige, prouvaient que, etc., etc.; que les convalescences étaient infiniment plus longues, etc., etc. : ses partisans ont répondu que, *timides* et *pusillanimes*, nous eussions dû tripler, quintupler les applications de sangsues, qu'on n'arrivait jamais lorsqu'on s'arrêtait à moitié chemin.

« Dans l'état de maladie, dit Bichat, tous les » phénomènes qui supposent un trouble dans » nos fonctions, dérivent évidemment de ces » propriétés. Inflammation, formation du

» pus, induration, hémorragies, augmenta-
» tion contre nature, ou suppression des fonc-
» tions.. »; voilà une série de symptômes morbifiques qui supposent une lésion ou trouble quelconque Plus loin, en parlant de l'application de sa doctrine à la matière médicale, dont les imperfections lui étaient si bien connues, il ajoute : « Nous avons vu que, dans les inflam-
» mations, il y a exaltation de la sensibilité orga-
» nique et de contractilité insensible : Eh bien !
» diminuez cette exaltation par les cataplasmes,
» les fomentations, les bains locaux, etc. Dans
» certaines infiltrations, dans les tumeurs
» blanches, etc., s'il y a diminution de ces
» propriétés, exaltez-les par les applications
» de vin, de toutes les substances qu'on ap-
» pelle fortifiantes. (*Traité d'Anatomie géné-*
» *rale*, tom. I.) » Mais nulle part il ne parle de sangsues.

Barthès, dans son Mémoire sur le traitement méthodique des fluxions, dit qu'il a très-fréquemment observé des fluxions inflammatoires sur les yeux qui auraient été d'abord faciles à résoudre, devenir ou fort graves, ou long-temps rebelles, parce qu'on avait appliqué des sangsues dans leurs premiers temps et sans avoir fait précéder une évacuation générale convenable.

Une faible douleur dans la tête, une palpitation de cœur, occasionnée par une affection mentale, enfin, la plus petite indisposition, nécessitent-elles la visite d'un médecin, les sangsues ne manquent pas d'être ordonnées, et rigoureusement ordonnées. Heureux encore le malade qui en est quitte pour son sang et son argent, et qui peut conserver la vie à ce prix! Funeste conséquence de la manie de raisonner sur les fantômes de l'imagination qui égare, et non sur les résultats de l'observation qui instruit!

On ne consulte point son malade; on n'attend point qu'il donne lui-même la description des symptômes de sa maladie. « *Des sangsues*, *des sangsues!* lui crie-t-on du seuil de la porte.— En quel nombre? — *Soixante*, *quatre-vingts*[1]. — Mais le malade est sans forces; il a quatre-vingts ans.. — Les sangsues lui rendront les forces. » Cependant les sangsues ne produisent aucun résultat satisfaisant: un nombre plus ou moins grand de ces insectes se trouve

1 A la honte de notre profession, l'aveuglement a été poussé jusqu'à cet horrible excès. Des malades ont expiré sous les sangsues. Pour quelques autres, les signes d'une fin prochaine n'ont pas empêché le médecin d'insister sur une nouvelle prescription de sangsues; et il a imputé la mort du malade à la volonté des parens, qui avaient refusé de consentir à une nouvelle application de ces reptiles.

encore prescrit sur une nouvelle ordonnance, comme si le médecin pouvait indiquer exactement celui des palettes de sang qu'il fallait encore verser.

Aussi avons-nous vu quelques uns de ces infortunés malades, échappés à cette médecine sanguinaire, être réduits à l'état le plus déplorable. Lorsque nous les questionnions sur la cause de leur situation, ils nous nommaient d'abord le médecin, puis nous parlaient de trois et même de quatre centaines de sangsues qu'il leur avait ordonnées. Une conduite plus barbare peut-elle s'imaginer?

Soumettons une telle opération au calcul : il est démontré qu'une sangsue se gorge ordinairement d'une once de sang. Ne faisons point entrer dans notre calcul la somme de ce liquide que les ventouses peuvent soustraire après les sangsues, ni celui qui ruisselle encore long-temps après que ces vers ont lâché leur proie; mais ne mettant en ligne de compte que le fait des sangsues elles-mêmes, et supposant que le praticien en ordonne deux cents, il s'ensuivra que le malade aura perdu douze livres de sang, douze livres de ce baume de vie, de ce fluide réparateur, de cette *chair coulante*, destinée par la nature à alimenter, à réparer, à rajeunir toutes les parties de notre économie. Lorsque cette opération se pratique après une diète prolongée, concuremment avec une prostration des forces vitales, qu'on nous explique comment il est possible de réparer, dans ce cas, une perte si considérable, puisque les voies digestives, ne recevant presque plus rien que des liquides, n'ont plus autant de chyle à fournir, et que d'ailleurs la contractilité des fibrilles de l'estomac, participant de l'état général de faiblesse qui affecte le système, ces voies digestives seraient incapables d'en élaborer une aussi grande quantité qu'auparavant.

En traitant dans notre Manuel de santé des dangers de la saignée, nous pensons bien avoir réfuté la théorie sur laquelle se fonde la mode odieuse des sangsues. Nous ne parlerons donc ici que des inconvéniens graves et particuliers à cette espèce de saignée : puissions-nous ajouter encore à l'horreur que la forme hideuse de ces vers inspire déjà au malade! Indépendamment de la pâleur du visage, de la faiblesse, de l'anxiété, souvent même des vomissemens, la douleur qui résulte de la piqûre de ces animaux est si vive, que presque tous les malades condamnés à en éprouver les atteintes, jettent les hauts cris. Cette douleur persiste tout le temps que dure la succion;

c'est sans doute que la bouche de ces vers s'enfonce de plus en plus dans les chairs pour y puiser du sang Mais c'est lors de l'incision que leurs triples dents font à la peau, qu'elle est le plus intense. On conçoit que des instrumens aussi aigus, pénétrant dans des parties délicates et nerveuses, causent une douleur d'autant plus forte qu'on est plus irritable, et que la partie à laquelle les sangsues sont appliquées est le siége d'une douloureuse maladie[1].

Il n'est pas rare de voir des sangsues, qu'un accident ou un mouvement involontaire arrache avec effort de la partie qu'elles dévorent, laisser dans la plaie leur venimeuse empreinte, et compliquer ainsi la maladie. Une jeune personne, violemment tourmentée par les douleurs d'une odontalgie, se décida à se laisser poser des sangsues au cou; sa main se porta involontairement sur l'endroit où se trouvait appliqué un de ces vers buveurs de

1 Un malade fait venir le docteur Broussais; il se plaint d'une douleur dans le bas-ventre; aussitôt ordonnance d'appliquer vingt sangsues sur la région douloureuse et autant à l'anus. Le lendemain le docteur revient; point d'amélioration; la douleur persiste : aussitôt cent sangsues sont ordonnées; le malade de se récrier sur l'impression douloureuse qu'il éprouverait; mais enfin, dit-il au docteur, si vous étiez à ma place en feriez-vous appliquer cette quantité sur votre bas-ventre? On dit que cet argument *ad hominem* interloqua l'imperturbable M. Broussais.

sang; ce mouvement arracha la sangsue, mais non pas avec impunité. Soit que l'insecte, outrepassant l'ordonnance du médecin, se fût écarté du système capillaire, soit qu'arraché par cet effort il eût déchiré et envenimé la plaie, la malade se vit forcée, pendant deux mois consécutifs, à garder le lit, en proie aux douleurs les plus aiguës Le cou était roide, les mâchoires presque serrées l'une contre l'autre, les joues enflées et le système nerveux très-affecté.

On voit souvent se manifester, autour des piqûres, des cercles inflammatoires qui, se réunissant, se confondant, occasionnent bientôt un prurit insupportable. Si on se laisse aller au besoin pressant qu'on éprouve de se gratter, il peut en résulter un érysipèle local, des espèces de petits phlegmons autour de ces incisions trop rapprochées.

Les sangsues mordent souvent avec difficulté, soit qu'elles n'aient pas été suffisamment affamées, soit que l'odeur de la partie sur laquelle on les applique révolte leur odorat subtil; ces vers serpentent alors sur la peau, en hésitant à s'y appliquer. Pour remédier à cette vague inquiétude, et les empêcher de ramper sans fin, on les renferme sous des verres étroits; alors, elles mordent toutes ensemble au même point, et ces piqûres réunies ne forment bientôt qu'une vaste plaie.

Ces hideux et dégoûtans reptiles, quelle que soit l'espèce, se gorgent de sang avec une voracité qui a passé en proverbe; leurs dents coupent dans toute leur étendue, ce qui tient à l'espèce d'érection qu'elles ont dans la succion. Leur voracité est telle qu'ils ne cessent de s'abreuver de sang que lorsqu'enfin, succombant d'épuisement et de plénitude, ils n'ont plus la force de s'ingérer. Non seulement l'avide sangsue paie de sa vie la gloutonnerie de quelques instans, mais encore elles se dévorent entre elles. M. Vauquelin a fait la remarque, et tous les pharmaciens ont pu la vérifier, que si un très-grand nombre de ces vers est renfermé dans un vase étroit, bientôt les plus forts sucent et tuent les plus faibles.

Abandonnées à elles-mêmes, n'arrive-t-il pas encore qu'une sangsue, se trompant de route, s'insinue, à l'insu du patient, dans quelque organe où la main ne saurait plus l'atteindre et dont elle ne peut attaquer le tissu, sans compromettre toute l'économie de notre existence? M. le docteur Double, dans le Recueil périodique de la Société de médecine de Paris, a publié une observation qui devrait enfin faire abandonner l'emploi de ces vers sanguinaires.

Une dame avait les gencives fortement phlogosées, particulièrement à leur face interne, et le foyer de cette irritation semblait correspondre à la seconde dent molaire du côté gauche de la mâchoire. Elle croit qu'elle parviendra à se soulager, en dégorgeant le lieu enflammé, par l'application d'une sangsue; mais à peine introduit dans la bouche, cet animal se dirige vers le pharynx, et la malade l'avale involontairement. Elle croit vainement pouvoir s'en délivrer à l'aide de quelques clystères. Bientôt, vive cardialgie, sentiment d'érosion dans l'intérieur de l'estomac; parfois mouvemens convulsifs dans les membres et dans les muscles de la face; fréquence et irrégularité dans le pouls, agitation universelle, visage pâle et décoloré. La voyant frappée de terreur, dans cette circonstance déplorable, le médecin que nous venons de citer, se hâta de mettre en usage un moyen qui lui fut suggéré par les expériences de Bibiéna. Il lui administra, de distance en distance, quatre doses d'un verre d'excellent vin rouge. Aussitôt ces terribles accidens parurent se calmer. La quatrième dose, surtout, provoqua un vomissement qui fit rejeter à la malade, avec la sangsue morte et desséchée, beaucoup de matières glaireuses, mêlées de quelques grumeaux d'un sang noirâtre. A ce remède, on fit succéder un régime adoucissant ; on administra l'eau de gruau, et, dans l'espace de huit jours seulement, la malade eut recouvré la santé.

Est-il certain qu'on ait toujours de l'excellent vin à sa disposition, ou qu'un tel remède produise le même effet sur tous les tempéramens et sur tous les âges ? et si la sangsue s'insinue par l'anus ou le vagin, ne faut-il pas alors recourir aux lavemens, aux injections salées, et dépouiller ainsi ces parties des mucosités destinées à en lubrifier les parois ? Aussi a-t-on vu des exemples fréquens de personnes qui ont succombé aux accidens causés par les piqûres des sangsues à l'intérieur ; tel est celui que rapporte *Jacutus Lusitanus* (*Med. Princip.*, lib. I, p. 6), d'une personne qui mourut, au bout de deux jours, de la piqûre d'une sangsue qui s'était introduite, par mégarde, dans les fosses nasales. Tels sont encore les différens traits observés en Egypte par Larrey, lorsque l'armée française se trouvait campée sur les bords de certains étangs, infestés de ces animaux, et dont les soldats étaient obligés de boire les eaux.

Qui ne voit que de pareils dangers sont d'autant plus grands que le malade est dans une crise plus violente ? Absorbé par les douleurs du paroxysme, distrait et préoccupé, quelquefois même privé de l'usage des sens, serait-il étonnant qu'une sangsue s'introduisît dans son intérieur, à son insu et à celui des assistans ; que le médecin, prenant le change sur les nouveaux symptômes, occasionnés par l'action déchirante de ce ver, ne compliquât la maladie, faute d'en connaître l'origine, et que la sangsue n'achevât impunément l'œuvre d'épuisement et de destruction, pour laquelle la nature a conformé nos organes ?

Puissent ces réflexions sur les dangers accessoires des sangsues, détourner nos lecteurs de s'exposer aux dangers immédiats de leur application ! Qu'ils n'oublient point que le sang est la partie la plus pure de notre économie animale ; que c'est le résultat de toutes les élaborations des voies digestives, le principe de nos forces vitales, et que, dans quelque circonstance que notre état morbifique nous place, l'écoulement passif du sang est toujours une perte incalculable !

Les faits qu'on peut nous opposer seraient très-probans, s'ils étaient constatés par une commission nommée par l'Académie royale de médecine, si le rapport était impartial; mais ils ne sauraient détruire d'autres faits, fondés sur une expérience journalière et suffisamment éprouvée.

Une méthode n'est bonne qu'autant qu'elle est déduite d'un grand nombre de faits bien choisis; et elle ne peut être stable, car les progrès de la science la modifient sans cesse. Déjà la doctrine médicale de Mr Broussais est examinée avec soin, combattue avec succès, jugée sans prévention. Déjà cette doctrine, quoique cachée sous l'apparente certitude que semble lui donner une vaine profusion de mots scientifiques, a été appréciée à sa valeur par les médecins observateurs.

Nous n'ignorons pas que nos adversaires ne manquent point de sophismes en faveur de leur doctrine; et, certes, tout en faisant ruisseler le sang, il en faut un assez grand nombre pour échapper aux reproches d'une homicide négligence. Ils nous opposeront différentes circonstances où la nature provoque et produit spontanément des éruptions sanguines, ou différentes lésions qui font couler impunément le sang, et surtout ils n'oublieront pas de nous faire une longue énumération des diverses guérisons, plus merveilleuses les unes que les autres, qu'on ne saurait, selon eux, attribuer qu'à la saignée des sangsues.

Nous répondrons à la première allégation, que la nature, qui élabore le sang et qui n'en produit que la quantité nécessaire aux besoins de notre organisation, en formant le tissu des vaisseaux par où ce liquide doit circuler, n'a pas oublié de destiner aussi des espèces d'égoûts, si nous pouvons nous exprimer ainsi, par lesquels le trop plein doit s'écouler, soit périodiquement, soit extraordinairement; qu'à elle seule appartient le droit de veiller à ses phénomènes; qu'elle ne nous a accordé que celui de désobstruer les canaux, et non d'en dériver les liquides. D'un autre côté, ou les écoulemens naturels arrivent périodiquement, et alors nous n'en connaissons la nécessité, que parce que la nature nous l'a apprise elle-même, et dans le cas de leur cessation nous provoquons leur retour par les secours de l'art; ou bien ils arrivent extraordinairement, sans que notre économie en souffre, et l'art se borne, dans cette circonstance, à n'y mettre aucune opposition: ou bien enfin, cet écoulement est accompagné de symptômes morbifiques, et l'art se hâte d'en interrompre la continuation et de faire cesser une effusion qui lui paraît une perte. En tout ceci, nous ne voyons que la condamnation de nos adversaires. La nature semble leur dire : *Laissez-moi faire; arrêtez-moi quelquefois, mais ne m'imitez jamais; quelque savans que je vous suppose, vous n'aurez en aucun cas ma sagacité.*

En second lieu, ils ajoutent que des lésions accidentelles, une amputation nécessaire, occasionnent impunément l'effusion du sang. Nous répondons qu'*impunément* n'est pas le terme. La fièvre, le tétanos, la gangrène, sont des punitions assez terribles de ces effusions, même avec l'espoir de conserver la vie, espoir qui se trouve bien souvent déçu. Dans le cas d'une amputation chirurgicale, de deux maux on choisit le moindre; il faut opter entre la perte de la vie ou celle d'un membre gangréné. Certes, nous sommes bien loin d'empêcher un pareil sacrifice; mais ce qui condamne encore nos adversaires dans cette objection, c'est qu'on prend toutes les précautions convenables pour que le patient perde le moins de sang possible.

Enfin, et c'est ici le plus chéri de leurs sophismes, leur amour propre s'intéresse à son développement : ils peuvent, avec orgueil, y placer un *moi* ou un *nous*, et attacher à leur char de victoire des noms plus ou moins connus, ou plus ou moins faciles à connaître; *enfin*, diront-ils, *voilà la liste des malades que la piqûre des sangsues a rendus à la vie et à la société.*

Ce sophisme a quelque chose de spécieux, s'il faut s'en rapporter à la parole de quelques uns de ces guérisseurs; mais il nous serait aussi bien facile de leur demander la liste des malades que la piqûre de leurs sangsues n'a pu rendre à la vie et à la société. Cependant, assez complaisans pour glisser sur ce dernier chef, et pour faire un acte de foi sur le premier, nous admettrons la liste[1]; nous nous contenterons seulement de nier la conséquence que ces Messieurs se hâtent d'en tirer.

Nous leur répondrons: *Voilà bien des malades guéris!* mais nous ajouterons: 1° *Ce n'est point à vos sangsues que la guérison en est due;* 2° *vos sangsues n'ont fait que rendre cette guérison douteuse ou plus éloignée.*

Ce n'est point à vos sangsues que la guérison doit être attribuée; il est une foule de

1 Quoique cette liste hypothétique puisse être contredite, nous en faisons l'application sur une seule maladie. En 1822, la petite vérole a enlevé à Paris onze cent trente-six individus, quoique la contagion n'ait pas présenté un caractère de malignité remarquable. Les renseignemens que nous nous sommes procurés, nous permettent d'avancer que dans ce nombre les neuf dixièmes au moins avaient subi des applications répétées de sangsues.

circonstances morbifiques dans lesquelles la nature, forte par elle-même, n'a besoin que de n'être pas tout-à-fait épuisée, pour se suffire et se réparer. Dans ces sortes de cas, l'art lui prête son secours, mais c'est elle seule qui opère le prodige. Nous trouvons, dans les vieux livres pharmaceutiques, des médicamens tombés aujourd'hui entièrement en désuétude, et dont même on n'oserait faire usage, et qui, dans les mêmes maladies que vous nous énumérez, n'ont pas toujours empêché la guérison : que disons-nous? à la vertu desquels la prévention a attribué long-temps la guérison même. Dans ces sortes de cas que vous nous citez, la perte légère de quelques onces de sang n'ayant point occasionné un détriment sensible dans les forces vitales, et le malade conservant encore des élémens secrets de guérison, l'effet de vos sangsues n'aura pas eu de conséquences fâcheuses.

Au reste, cette espèce de sophisme, si nous nous en souvenons encore, est désignée par cette formule latine : *Post hoc, ergo propter hoc.* Rien n'est plus commun que ce raisonnement dans le commerce ordinaire de la vie. *Nous avons remporté la victoire après avoir vu voler un corbeau à notre droite*, disaient les anciens ; *donc le corbeau est le prophète de la victoire*. Abandonnez, Messieurs, à l'ignorance un raisonnement de cette valeur. Nous prétendons qu'en attaquant le sang, vous attaquez une cause innocente de la maladie, que dans la supposition même que le sang fût une cause de la maladie, vous l'attaqueriez encore inutilement, puisque toute la masse se trouvant corrompue, en n'en tirant qu'une partie, vous n'auriez pas épuisé le foyer de la corruption; il faudrait nous tuer pour nous guérir; ce qui, sans doute, sauf votre bon plaisir, serait contradictoire : donc les exemples que vous nous citez ne signifient rien autre chose, sinon que vous avez eu le bonheur de ne pas nuire en appliquant des sangsues. Que disons-nous? si la maladie a empiré, si le mal a prolongé la durée de sa funeste influence, n'en doutez plus, ce sont vos atteintes sur le principe vital qui en sont la cause.

Quelque authentiques que puissent donc être les observations consignées dans les ouvrages du docteur Broussais, et quelque séduisans que soient ses raisonnemens, outre d'autres observations, aussi très-authentiques, qu'on pourrait opposer aux siennes, l'avis de plusieurs praticiens distingués, qui ont vu les inconvéniens multipliés de l'emploi des sangsues, a été de rejeter leur usage.

C'est un principe d'autant plus certain qu'il est confirmé par l'expérience, que les sangsues sont un moyen des plus infaillibles pour faire d'une légère indisposition une longue et souvent dangereuse maladie. Cette meurtrière découverte laisse aux humeurs un espace vide dont elles s'emparent pour y faire plus de ravages. C'est ce vide qui procure quelquefois au malade un soulagement trompeur et de courte durée. Chassez donc les humeurs, et le sang circulera avec bien plus de liberté. La nature elle-même ne milite-t-elle pas en leur faveur? S'il a fallu, peut-être, des siècles avant qu'on se décidât à ouvrir une veine ou une artère, a-t-il fallu autre chose que l'impulsion de l'instinct pour nous faire recourir aux moyens purgatifs? Qui peut ignorer que la nature a soin de répandre autour de nous, soit dans le règne végétal, soit dans le règne minéral, ces matières évacuantes, et que, si l'homme était encore neuf, si les abus journaliers, si l'excès de la paresse ou celui de la fatigue, la contagion des richesses ou le méphitisme de la pauvreté n'avaient point altéré sa constitution primitive, les plantes purgatives auraient suffi pour provoquer la fonction déjective, fonction du canal alimentaire? Mais, comme les habitudes vicieuses lui ont fait contracter, pour ainsi dire, une nouvelle nature, et que les raffinemens de l'art ou des passions sont venus compliquer la cause de ses souffrances, l'art du médecin s'est vu forcé de compliquer à son tour ses moyens de guérison, et de chercher à découvrir, par une expérience constante, celle de ses combinaisons qui atteindrait plus éminemment le but.

Vous dites, Messieurs, que les sangsues sucent le mauvais sang : singulière assertion! Qui vous a fait cette confidence, qui a pu vous prouver que les sangsues avaient le goût dépravé, au point de s'abreuver de ce sang *mauvais* que vous admettez, ou de ce sang *caillé* ou *corrompu*, quand il existe dans quelques parties?

Lorsque le malade meurt, vous ne manquez pas de dire que c'est un anévrisme qui a occasionné sa mort; pourquoi ne pas l'attribuer à votre abus de sangsues? car enfin, le mode de débuter par les saignées que l'on continue jusqu'à extinction, sans observer que la diminution du volume du sang détruit l'action tonique des vaisseaux, ne peut-il pas tuer le malade? C'est ainsi que le vide causé par la soustraction habituelle du sang favorise l'infiltration dans plusieurs maladies et surtout dans les diverses hydropisies, de même que dans l'apoplexie, où elle ôte à la nature le pouvoir de réagir. « On a la prétention fâcheuse, dit » le docteur Castel, de rétablir l'action des » organes de la vie extérieure, et d'apaiser le » trouble de la circulation dans les premières » heures qui suivent l'attaque. Les vaisseaux » restent ouverts jusqu'à ce que le pouls s'af- » faisse ; aussi le nombre de ceux qui survivent » à cette maladie est plus petit qu'il n'était » autrefois. »

Les praticiens ont eu l'occasion de rencontrer plusieurs exemples fâcheux, et on en rapporte même où quelques individus ont succombé ; en vain avait-on essayé de fermer les piqûres avec de l'amadou, de la charpie, de la colophane. M. le professeur Richerand a été assez heureux, grâce à sa présence d'esprit, pour s'opposer avec succès à une hémorragie considérable survenue au cou de son propre enfant, par une piqûre de sangsue, que rien ne pouvait arrêter : il y remédia sur-le-champ, en faisant rougir le bout d'une clé et en l'appliquant sur le point d'où partait le sang. Il est probable que cette hémorragie était due à ce que la sangsue avait ouvert un ramuscule sanguin superficiel, plus gros que ceux qu'elle perce ordinairement.

Les assertions peuvent être réfutées, les faits seuls peuvent convaincre. Les abus se multiplient tellement que les craintes sont réelles, même parmi les personnes bien portantes; aussi recueillent-elles avec empressement toutes les anecdotes qui peuvent convaincre certains docteurs, atténuer cette manie saignante et les garantir de l'investigation du système piquant. Un Monsieur, étranger à l'art de guérir, digne de foi et dont la véracité n'est pas suspecte, et qui nous croyait de cette *secte exténuante*, nous racontait, il n'y a pas long-temps, dans la société d'une dame douée d'un esprit supérieur (Mme la comtesse de Bomh), qu'un médecin, nommé Frappart, avait fait appliquer pendant le cours d'une seule maladie, dix-huit cents sangsues. Nous lui demandâmes quel en avait été le résultat. — Comment pouvez-vous douter, nous répondit-il, que le malade n'ait succombé à une aussi extravagante et aussi cruelle prescription? Un autre individu, non moins digne de foi, ajouta que le médecin de M. Martainville, un des rédacteurs du *Drapeau blanc*, lui avait prescrit la piqûre de cinq cents sangsues aux doigts atteints de la goutte. Tout le monde sait que M. Martainville est encore goutteux. Le docteur Broussais dirait : Il fallait en mettre encore! Encore! Mais nous ne pensons pas que M. Martainville, après avoir été si inutilement martyrisé, aventure encore un de ses doigts, à moins que ce ne soit pour mettre les sangsues à l'*index*.

Plusieurs autres exemples ont un peu déconcerté les partisans exclusifs de la nouvelle Ecole, en leur faisant essuyer, depuis quelque temps, plusieurs désappointemens fâcheux. Les prôneurs de cette méthode *sanguinolente* ont eu la douleur de voir ceux-là même qui la préconisaient jadis, y renoncer dans plusieurs occasions récentes.

Le docteur Marcet avoue qu'il prescrivait même des sangsues dans le rhumatisme aigu; mais que, s'étant aperçu qu'elles le prolongeaient des mois et même des années, il les abandonna, pour s'en tenir aux purgatifs et aux sudorifiques, et qu'alors la maladie ne durait que sept à huit jours. Les sangsues, dit-il, s'opposaient à la coction de l'humeur.

Plusieurs médecins finissent enfin par avouer que les sangsues sont souvent en défaut. Il est arrivé à ces Messieurs ce qui arrive à quiconque cherche à mettre ses idées à la place de l'observation, et le système à la place de la nature. En effet, peut-on fonder un principe général sur quelques observations, surtout quand d'autres aussi authentiques viennent le contredire?

Cette fureur opiniâtre d'appliquer des sangsues n'est pas seulement dirigée contre les hommes et les femmes, mais il faut encore que l'enfance soit en proie à leurs morsures. Combien de fois n'avons-nous pas appris que ces partisans de la saignée, ces praticiens à la mode, ces zélateurs de cette nouvelle doctrine, ont attaqué même la coqueluche par l'application des sangsues! Funeste erreur! Enlever du sang à des enfans au berceau, à des *rudimens* de l'humanité, si nous pouvons nous exprimer ainsi! En ont-ils de reste pour grandir et se fortifier? Hélas! il faudrait plutôt leur en donner, s'il était possible.

Nous avons vu périr un enfant par l'effet des sangsues. Le médecin en ordonne l'application et il sort; les sangsues parviennent quelquefois à percer le tissu d'une artère, d'une veine; on laisse couler le sang; on veut l'arrêter, cela devient impossible. Tout le monde ne sait pas appliquer de l'amadou, de la colophane, ou bien cautériser; le médecin n'est pas là, et pendant qu'on court l'appeler, le fleuve de la vie s'épuise et les secours de l'art deviennent impuissans.

La constitution des enfans est caractérisée

par une surabondance de fluides blancs, par la mobilité du système musculaire, un excès de susceptibilité nerveuse et l'influence du tube intestinal. L'enfance est en quelque sorte une ébauche de la vie. A cette époque, les organes sont plutôt indiqués que développés. Il faut donc veiller à leur perfectionnement, puisqu'ils doivent tant influer par la suite, sur la santé et la durée de l'existence.

Quelle est la jeune mère dont la tendre sollicitude ne s'empressera pas d'arracher son enfant à la voracité de ces vers? Pourrait-elle regarder comme indifférente une matière qui traite des dangers de ce qu'elle a de plus cher au monde, d'un enfant qui lui a coûté neuf mois de souffrances, et dont la mort lui coûterait des années de pleurs?

Cet avis, que nous donnons à toutes les mères en général, s'adresse plus particulièrement aux familles parisiennes qui, reléguées dans des rues étroites et humides, dans des appartemens obscurs et peu aérés, adonnées à des professions qui réclament de l'espace et de l'air, et qu'elles exercent sans air et sans espace, ayant souvent la même chambre à coucher pour atelier et pour cuisine, doivent plus impérieusement les préserver du système sanguinaire.

« L'épidémie catarrhale qui a ravagé Paris » en 1803, dit le docteur Castel, avait contribué à démontrer les funestes effets de la » saignée. Ces effets avaient été si souvent et » si clairement constatés, qu'ils ne laissaient » point à la nouvelle secte le besoin de procéder à de nouvelles expériences : celles qui » ont été faites ont été aussi malheureuses » qu'elles étaient superflues. Faut-il s'en » étonner? on fait violence à la nature. Un » catarrhe, qu'elle aurait guéri du huitième » au quatorzième jour, on veut qu'elle le » guérisse en quelques heures! ce qu'elle aurait porté au dehors par la sueur, par les » crachats, par les déjections, on veut lui » donner issue par les veines et par les artères! ce malade est devenu asthmatique à » la suite des sangsues qu'on lui a appliquées; » celui-là a succombé à l'hydrothorax, parce » que, dès l'invasion du catarrhe, on a constamment opposé de nouvelles saignées par » les sangsues à la persévérance de la toux. » Un autre (à une bonne constitution il joignait la vigueur de l'âge mûr) a été pris » d'un léger crachement de sang, pour avoir » été exposé, pendant quelques heures, à l'impression d'un air froid, dans les premiers » jours de mai : la fièvre et la toux étaient

» modérées et ne paraissaient pas appartenir
» à une affection plus grave que le catarrhe;
» les saignées ont surpassé le nombre des
» jours dans les deux premiers septénaires.
» Toutes les circonstances capables de faire
» ressortir l'impéritie du traitement se sont
« trouvées réunies. Le malade ayant été sou-
» mis, pendant un mois, à un régime abs-
» tême, il en est résulté un spasme tel, que
» l'estomac a rejeté tout aliment, même le
» bouillon. Le spasme que la faim et les sai-
» gnées avaient produit, on a cherché à l'a-
» paiser par de nouvelles applications de
» sangsues. Qui a pu compter celles qui ont
» été posées pendant le cours de la maladie?
» Ce malheureux est mort, au commen-
» cement d'août, dans un état d'étisie,
» différent, en quelques points, de la
» phthisie pulmonaire, qui, lorsqu'elle com-
» mence au printemps, ne se termine ordi-
» nairement que dans l'automne. J'ai vu,
» dans une femme de quarante ans, des
» oreillons acquérir un volume énorme, s'ab-
» céder et s'ouvrir après l'application répétée
» des sangsues; le pus a fusé jusque dans les
» tégumens de la partie antérieure du thorax.
» Il s'est formé successivement plusieurs dé-
» pôts dans le tissu cellulaire; la décoloration

» de la peau, la langueur de toutes les fonc-
» tions ont suivi cette cachexie, qui n'a été
» guérie que par un intervalle de quinze
» mois. »

En désapprouvant l'abus des sangsues, nous devons faire observer à nos lecteurs, qu'une des raisons qui les fait préférer aux saignées, c'est que le médecin qui ordonne une saignée a besoin du chirurgien, qui commente souvent la prescription médicale, et quelquefois même refuse d'y souscrire ; au lieu qu'en prescrivant les sangsues, le médecin devient le seul arbitre de la maladie, car il peut compter sur l'obéisssance aveugle des gardes-malades, qu'il charge de les appliquer.

Notre assertion est confirmée par un paragraphe que nous puisons dans le *Dictionnaire des Sciences Médicales*, volume XV, page 254. « Qu'il nous soit permis, disent
» MM. Fournier et Vaidi, auteurs de l'article,
» de nous élever ici contre l'usage qui s'est
» introduit depuis plusieurs années de rem-
» placer les saignées générales par l'applica-
» tion des sangsues sur diverses parties du
» corps, même aux bras, aux cuisses et aux
» jambes : il suffit de connaître les lois de la
» circulation du sang, pour se convaincre du
» peu de succès qui doit résulter de pareilles

» saignées locales. Ce n'est point, ainsi que » le pensent quelques personnes, par un pré- » jugé contre la saignée générale, que beau- « coup de praticiens s'obstinent à y substituer » l'application des sangsues. Nous croyons » trouver la vraie raison de cet usage préju- » diciable dans les abus qui se sont introduits » dans la pratique de la médecine. Un seul » homme veut souvent envahir les deux » branches de l'art; un vieux médecin, qui » ne sait point saigner, fait appliquer des » sangsues pour n'être point obligé d'avoir » recours à un chirurgien, soit qu'il veuille » rester seul investi de la confiance de son » malade, soit qu'il craigne de voir le chi- » rurgien lui refuser son ministère, parce » que, à leur tour, plusieurs chirurgiens, par » un orgueil mal entendu, dédaignent d'exé- » cuter les ordonnances de leurs confrères les » médecins. »

L'évacuation du sang, lorsqu'elle doit être prompte, abondante, ne peut être certainement obtenue par l'application des sangsues; la phlébotomie générale doit lui être préférée : son effet est alors certain. La section veineuse permet au sang de s'échapper avec rapidité, et les symptômes les plus alarmans sont, comme le disaient métaphoriquement Baglivi et Stoll, *jugulés*, *suffoqués;* mais, nous le demandons, dans une péripneumonie intense, ôterez-vous la surcharge des gros vaisseaux par vos sangsues qui s'abreuvent avec trop de lenteur? Qu'oserez-vous espérer de leur emploi dans les gastrites, les entérites, les cystites intenses (pour parler le langage des novateurs), au début desquelles le délire, les spasmes, des soubresauts, des mouvemens convulsifs, et autres symptômes nerveux, se manifestent fréquemment? et, dans toutes ces inflammations, si voisines d'une fâcheuse terminaison, lorsque tous les phénomènes dépendent d'une affection générale concomittante, croyez-vous que des sangsues pourront faire disparaître cet appareil formidable de symptômes essentiels dont presque toutes les phlegmasies chroniques s'accompagnent? Non, sans doute; et cependant votre malade n'en sera pas moins couvert de centaines de sangsues!

Comment, en effet, ne pas se convaincre qu'une foule de symptômes nerveux, qu'on a si souvent pris pour des névroses, ne sont qu'un effet de phlegmasies chroniques du foie, de la matrice? et cependant l'exclusif M. Broussais ne craint pas d'affirmer que toutes les maladies, dites *nerveuses*, ne reconnaissent pas d'autres causes! ce qui est certainement exagéré. Il est donc évident que cette théorie, reposant sur des fondemens ruineux, s'écroule, pour ainsi dire, d'elle-même.

Quant à son raisonnement, à la vérité fort subtil, et qu'il croit inattaquable, il serait facile de prouver aujourd'hui que, dans bien des cas, certains agens provoquant, dans des substances convenablement disposées, des actions qu'il eût été impossible de produire en eux, on peut dire : *qu'ils donnent ce qu'ils ne possèdent pas.* Cet axiome, derrière lequel se retranche souvent la dialectique scolastique, et qui a servi de base à un si grand nombre de raisonnemens inintelligibles, doit être désormais regardé comme une futilité et banni du langage de la médecine.

L'abus des sangsues est d'autant plus répréhensible, que ces insectes sont souvent employés sans distinction de leurs espèces [1].

1 Nous avons appris depuis la publication de notre ouvrage que des plaintes adressées à M. le préfet de police sur le fréquent emploi des sangsues, ont engagé ce magistrat à consulter le conseil de salubrité. MM. Pelletier et Huzard ont donc fait des recherches sur les *impitoyables* * sangsues et sur la mauvaise qualité de ces vers, qui sont livrés au commerce. Ces plaintes portaient sur deux

* Expression de M. de Puymaurin, à la Chambre des Députés.

Il est constant que les sangsues vertes sont souvent venimeuses, et que jadis on en redoutait l'usage. Celles de couleur grise sont les seules qui pourraient être employées; mais la grande consommation [2] qui s'en fait, les rend plus rares de jour en jour.

Deux systèmes ont partagé et partagent encore l'Ecole au sujet du siége des maladies.

points : savoir, que certaines sangsues produisaient des plaies douloureuses et longues à guérir, et que d'autres ne mordaient pas. Un rapport très-détaillé, fait d'abord au Conseil, et que l'Académie des Sciences a honoré depuis de son suffrage, a été publié sur cet objet important. Il en résulte que dans les deux espèces de sangsues employées ordinairement, la grise et la verte, il y a des individus qui ne mordent pas dans des circonstances qu'il n'a pas toujours été possible de déterminer, et d'autres qui produisent des blessures douloureuses, longues à guérir. Il est des personnes d'un tempérament faible et d'une constitution telle, que les plus petites plaies sont toujours chez elles accompagnées d'accidens, en se compliquant souvent de phlegmasies douloureuses et même considérables. Les personnes les plus robustes et les mieux constituées se trouvent aussi amenées momentanément au même état par le fait d'une maladie sporadique. De plus, la cicatrisation de la plaie occasionnée par la morsure, s'accompagne souvent d'un prurit extrêmement incommode; quelques malades peu patiens se frottent, se grattent, les enfans surtout; la plaie est irritée, elle s'enflamme, s'envenime, comme l'on dit ordinairement, et la guérison en devient d'autant plus longue. Enfin il est des personnes extrêmement sensibles que la morsure des sangsues fait souffrir si cruellement, qu'elles ne peuvent s'empêcher de tourmenter ces animaux, de les arracher des plaies qu'ils ont déjà faites, ou de les en détacher au moyen d'eau salée, de vinaigre, d'huile, qu'elles versent sur eux.

1 Nous lisons, dans un relevé fait à l'Hôtel-Dieu, que six cent mille sangsues ont été employées en 1825.

Parmi les médecins, les uns ont pris parti contre le sang, et regardant ce fluide comme le siége ou le véhicule le plus tenace du principe morbifique, ils l'ont attaqué et soustrait avec plus ou moins de barbarie. D'autres, ne voyant le siége des maladies que dans les humeurs, dont ils faisaient des classifications assez bizarres, ne dirigeaient que contre les humeurs, autres que le sang, leurs moyens curatifs. Cette dernière doctrine, très-ancienne et long-temps accréditée, peut être attaquée dans sa théorie, elle ne saurait l'être victorieusement dans son application; on pourrait démontrer l'absurdité de la prédominance *du sang*, *du flegme*, *de la pituite*, *de la bile jaune*, *de la bile noire ou atrabile*, que l'on établissait sur la différence des âges, des tempéramens et des saisons, comme on pourrait démontrer, au besoin, l'incertitude de nos classifications modernes sur ce sujet.

Nous pourrions rire de la multiplicité des humeurs, qui, sous la plume de certains écrivains du dix-septième siècle, tels que Sanctorius, s'élevèrent à peu près au nombre de quatre-vingt mille. Mais c'est moins à ces auteurs qu'il faut imputer le vice des théories, qu'à l'inquiétude de l'esprit humain qui n'accepte une amélioration qu'après avoir cr couvrir la véritable cause, auquel il faut des systèmes, des explications plus ou moins satisfaisantes, et qui serait tenté de se soustraire à l'influence la mieux constatée d'un moyen curatif, si l'on n'était venu à bout de lui en faire concevoir la marche; comme si l'homme était conformé d'une manière propre à saisir la nature des causes vitales, et comme si, dans toutes nos connaissances physiques, il nous était donné de voir autre chose que des effets.

Aucune de ces deux opinions ne sera jamais portée à un degré d'évidence capable de soumettre tous les esprits. Nous entendons les deux partis s'écrier à la fois que nous nous abusons; mais le prouveront-ils par cette vague assertion? Il faudrait, pour nous confondre, qu'ils vinssent à s'accorder entre eux, et c'est ce qui n'est pas à craindre pour nous. Quels seront donc nos défenseurs? L'expérience, l'équité, le temps.

Si c'est sur une méthode également déplétive et révulsive que les praticiens fondent l'espoir des guérisons qui leur sont confiées, il est constant que l'on n'obtient point par les sangsues des résultats aussi marquans, que par une méthode purgative[1]; parce que,

1 M. Hellis, médecin de l'Hôtel-Dieu de Rouen, vient de publier

dans ce cas, on opère la dérivation par l'intermédiaire de la peau ou du tissu cellulaire sous-cutané, doués l'un et l'autre d'un degré de sensibilité bien moindre que la membrane muqueuse du canal intestinal, et privés en

un ouvrage intitulé : *Clinique Médicale de l'Hôtel-Dieu de Rouen*, dans lequel il s'est contenté de la nue exposition des faits. Son langage prouve que l'expérience commence à faire justice de cette doctrine médicale; il dit que des varioles confluentes ont été guéries par des purgatifs et sans application de sangsues. La secte physiologique aura-t-elle assez d'anathèmes pour accabler M. Hellis ? il les mérite bien, car voici ce qu'il pense de l'inflammation de l'estomac qui, se réfléchissant à la peau, produit la variole, selon M. Broussais. « Quand on se repose, dit-il, uniquement sur un » seul moyen, au moins inutile, au mépris de toute autre indication, on est, selon moi, plus coupable que si l'on abandonnait » le malade à lui-même. Oui, j'ai vu, et je ne suis pas le seul, j'ai » vu des victimes de cet empirisme; j'ai vu des rougeoles, des varioles poursuivies par des sangsues à l'épigastre, et la mort en » être l'effet. Comme s'il n'existait qu'un seul mal et qu'un seul » remède! Chaque jour on nous apporte des malheureux qui ont » été indistinctement soumis à ce mode bizarre de traitement; il » est aisé d'en deviner les résultats. On nous les envoie quand » l'événement démontre quelle issue on doit attendre »

Ce n'est pas seulement à Rouen que le système Broussais reçoit des atteintes. Un médecin de Lyon nous mande qu'à l'ouverture de l'école secondaire de médecine, qui a eu lieu le 15 décembre, le docteur Richard de la Prade, l'un des professeurs de cette école, a prononcé un discours sur les divers systèmes de médecine adoptés depuis quelque temps, et notamment sur celui du docteur Broussais. Ce médecin éclairé a fait sentir tous les dangers qu'une adoption aveugle et irréfléchie de ce système pourrait occasionner. Fort de pensées profondes et écrit avec une élégante pureté, ce discours a été écouté avec la plus vive attention, et applaudi par les médecins qui assistaient à la séance. Dans la réponse qu'y a faite M. Delphin, au nom de l'administration des hôpitaux, on a remarqué les mêmes principes.

grande partie des nombreuses et puissantes sympathies à l'aide desquelles ce canal exerce de si profondes influences sur les autres organes.

Ne sommes-nous donc pas guidés, d'ailleurs, par une saine physiologie, en écartant les évacuations sanguines, et en préférant la méthode évacuante des humeurs?

Ces humeurs ne sont-elles pas des choses apparentes, incontestables, dont l'observation se lie aux progrès, aux découvertes de la physiologie, et dont la doctrine se trouve dans les écrits de l'antiquité, au lieu que la masse sanguine, comme cause morbifique, n'a jamais été qu'une conjecture, n'est fondée que sur une existence hypothétique? Admettre une acrimonie dans le sang qui circule dans nos veines; dire qu'un élément hétérogène est la cause des accidens morbifiques que l'on éprouve; regarder une saignée par les sangsues comme un égoût par où s'échappe l'humeur qui souille le sang, voilà autant de suppositions dont il n'est plus permis aujourd'hui de se contenter.

Mais, est-ce au sang, est-ce aux humeurs que l'on doit attribuer exclusivement toute influence morbifique?

C'est là la question qui a presque toujours

divisé l'Ecole et qui a fait naître diverses théories plus ou moins ingénieuses, dont l'application a nécessité différens traitemens. Ce n'est point par des théories qu'on apprend à guérir les hommes, mais par l'observation. Les théories peuvent flatter l'imagination en lui offrant des jeux d'esprit qui l'amusent; mais l'homme qui a enfanté de tels systèmes ne tarde pas à s'assurer que l'univers qu'il s'est créé est bien différent de l'univers qui l'environne, et qu'après toutes ces brillantes suppositions, il a rêvé, et n'a rien découvert.

On n'approche qu'avec lenteur de la vérité; pour s'instruire, il faut bien examiner avant de juger. En réfléchissant sur le système qui nous étonne par sa singularité, nous n'avons pas été prompts à le condamner; nous avons examiné comment l'auteur a pu se faire illusion, et juger exactes les idées qu'il a énoncées. En suivant ses raisonnemens avec soin, tantôt nous avons vu qu'une première erreur, imprudemment admise, a produit les autres et les a rendues inévitables; tantôt nous nous sommes convaincus que des pensées justes sont devenues par degrés moins pures, et qu'en s'altérant toujours davantage, elles ont fini par amener des résultats inexplicables. Alors nous avons été en état de réfuter une obscure et vaine théorie ; souvent aussi rappelés à l'indulgence, par un sage examen, nous avons trouvé soutenables des opinions qui nous paraissaient choquantes ; car il n'en est guère qui n'aient rien de spécieux, et qui ne puissent avoir pour défenseurs des hommes d'un esprit juste et d'un caractère estimable ; quelquefois enfin, nous sommes convenus que notre premier jugement était erroné, et nous avons admiré des vues profondes où nous n'avions d'abord aperçu que des rêveries.

Mais pourquoi le professeur Broussais, en exaltant son système, a-t-il osé décrier les doctrines du célèbre Pinel[1], son maître ? Est-ce ainsi qu'il a prétendu former ses disciples à l'amour de la vérité ? Intolérant comme tous les sectaires, il ne loue que lui-même et ce qu'il a fait. Honneur aux mânes de cet illustre défunt, qui, inspirant la modestie par son exemple, retraçant les diverses théories médicales, indiquait leurs avantages, leurs

1 Pinel, mort trop tôt pour la science, Pinel nous honorait de son amitié. Ceux même qui n'ont pas eu le bonheur de le connaître, savent quelle vénération méritaient ses mœurs patriarcales, son désintéressement et ses grands talens. Eh bien ! nous aimons à réunir dans notre mémoire Corvisart et lui ; nous confondons dans nos souvenirs et dans nos regrets ces deux hommes qu'illustrèrent tant de belles qualités et de talens.

inconvéniens, et préparait ainsi ses élèves à faire un choix éclairé !

Il est impossible que de jeunes praticiens puissent s'affranchir des préjugés qui dépendent trop souvent de leurs dispositions morales, de leurs goûts, de leur imagination, des souvenirs de leurs premières études, des doctrines de leurs professeurs, de l'influence même de leur constitution physique, et nous concevons que, jeunes, ardens, robustes, exposés aux maladies inflammatoires, ils ne voient dans leurs malades que des phlegmasies, et le besoin d'ordonner les sangsues. Pourraient-ils oublier qu'on leur a dit que *les médecins étaient trop timides*, *qu'ils craignaient de verser du sang*, *que la nature trouve et puise du sang dans tous les organes?* En effet, nos vieux praticiens étaient, pour la plupart, assez *timides.* Que ne vivaient-ils de nos jours, ils auraient vu les partisans de la nouvelle doctrine appliquer en vingt-quatre heures, *sans pusillanimité*, *deux cent cinquante sangsues* sur l'abdomen d'une femme affectée d'une *péritonite*, comme ils l'appelaient, à laquelle il est vrai de dire qu'elle *succomba.*

Les irritans morbifiques occultes sont, sans doute, en très-grand nombre, car une multitude de maladies présentent pour symptôme une irritation locale ou générale, et cette irritation a certainement une cause qui est la maladie elle-même ; cette cause échappe à nos sens, et nous n'en voyons que les effets.

La chute du système Broussais est préparée d'avance par une sorte d'anarchie, et par le vide immense qu'il laisse dans la science. Ce qui est à retrancher dans ce système, surpasse, sans doute, ce qui reste à y ajouter, puisqu'il abonde plus en brillantes hypothèses qu'en découvertes positives ; beaucoup de dissertations et peu de faits ; longue série de principes hasardés, peu de preuves : c'est l'analyse des travaux connus jusqu'à ce jour sur ce point. Les notions acquises jettent ici peu de jour sur les notions à acquérir. L'esprit de recherche ne se montre guère plus dans les dissertations du docteur que dans une centaine d'observations qu'il a publiées ; encore même en est-il très-peu qui puissent donner lieu à des inductions concluantes.

Tous les médecins savent que le canal intestinal conserve la faculté d'être irrité longtemps, même après que le cœur paraît ne plus se livrer à aucun mouvement : arraché du corps d'un animal vivant, il se meut spontanément pendant un temps très-considérable ; il doit donc être regardé comme étant, dans l'état naturel, l'organe dans lequel l'irritabilité s'éteint le plus tard.

Oh! que la Nature se serait montrée peu prévoyante, si, pour nous éclairer sur les moyens de conserver et de prolonger la vie, les doctrines scientifiques avaient été nécessaires!

Le mal n'est pas d'adopter telle ou telle doctrine, mais d'y croire trop exclusivement, de lui attacher trop d'importance, de faire de telle ou telle théorie la partie fondamentale de la médecine.

Mais bientôt on sentira qu'il est temps enfin de s'arrêter, et que les progrès tant vantés de la nouvelle méthode pourraient bien ne faire que des pas rétrogrades, comparés au point de départ, d'où les Corvisart, les Hallé, les Pinel enrichissaient l'art de guérir de leurs observations et de leur doctrine.

Pour apprécier les réputations contemporaines et le mérite de certains systèmes, ne consultons pas le jugement des prôneurs, des enthousiastes, ou des intéressés; recherchons la vérité, et la vérité fondée sur des faits incontestables, et non pas sur des abus qui ont régné et règnent encore dans la médecine.

Nous devons le dire : il est fâcheux de se

voir obligé de réfuter une doctrine, d'autant plus dangereuse, que son auteur possède de vastes connaissances et jouit d'une grande réputation. Mais, quelle qu'elle puisse être, nous n'en resterons pas moins convaincus que ce ne sera pas avec des sophismes captieux, des paradoxes bizarres, qu'on agrandira le domaine de la médecine, qu'on lui donnera un caractère d'élévation et de grandeur, qui la préservera des sarcasmes trop mérités dont le père de la comédie fut si prodigue, et des traits malins dont elle est encore l'objet de nos jours.

La raison est un des meilleurs guides qui puisse nous conduire dans l'art médical, et puisque les médecins, dans l'exercice de leurs importantes fonctions, sont les arbitres de la vie des hommes, n'est-ce pas un devoir pour eux d'abjurer un système admis trop aveuglément? Avant d'adopter avec une confiance excessive une opinion hasardée, nous avons dû soumettre à une critique sévère, juste et impartiale, une doctrine offerte à notre curiosité, et nous avons été bientôt désenchantés.

La vogue des sangsues ne doit pourtant pas nous surprendre! Chaque siècle n'amène-t-il pas des travers, des folies, des ridicules nouveaux?

Que sont devenus les prétendus possesseurs de la pierre philosophale, de la panacée universelle, les chercheurs du mouvement perpétuel et de la quadrature du cercle, les enthousiastes partisans du magnétisme, du perkinisme, du mesmérisme, et du somnambulisme? Le temps a fait justice d'*Aymar-Vernai* et de sa baguette divinatoire, de Mesmer et de son baquet, de ce fastueux Cagliostro et des tréteaux qu'il dressait dans les palais pour y débiter son élixir d'immortalité. Tout a été sujet de mode, ou de dégoût ou de haine. Aujourd'hui oserait-on soutenir tel système que nos ancêtres regardaient comme la plus sublime invention de l'esprit humain? Qui peut douter que nos descendans ne mépriseront un jour les principes de la méthode des sangsues!

Rappellerons-nous ici cette invention sortie de la *boutique de Satan*, comme le disait énergiquement La Martinière : le misérable délire de la transfusion du sang!

Que de brigues, que de clameurs, lorsque les *Denis*, les *Emmeretz*, habiles à profiter des idées-mères du docteur Wren et des écrits de Major, firent passer dans les veines de l'homme vivant, le sang d'un veau ou d'un mouton! Quelle guerre polémique éclata entre les transfuseurs et leurs antagonistes! les uns étaient des *cannibales*, des *topinamboux;* les autres, des *mécréans*, des *jaloux*, des *faquins*. La cour, la ville prirent parti dans cette grande querelle : il s'agissait de prolonger l'existence! Les rois, tous les heureux du siècle, les coquettes surannées, l'infortuné même crurent reculer les bornes de la vie. La lancette devait les débarrasser d'un sang *vieux*, *dégénéré*, *appauvri*, pour puiser dans les artères d'un jeune animal plein de vie les flots de cette liqueur généreuse et réparatrice. Mais bientôt une mort inopinée provoqua la sentence du Châtelet, et un arrêt du Parlement vint dissiper tous les rians prestiges, les séduisantes illusions dont se berçait la multitude abusée : cette opération téméraire fut abandonnée ; la raison reprit son empire, et la mort ses droits.

Etrange bizarrerie de l'esprit humain! au dix-septième siècle on torturait les animaux, on épuisait leur sang pour prolonger la vie ; au dix-neuvième on couvre les crédules malades de sangsues, qui s'abreuvent d'un sang si précieux pour la conservation de l'existence.

Espérons que l'art de guérir sera enfin rendu à sa destination primitive. La science, pour soulager nos maux, a déjà fait justice des emplâtres, des onguens, des poudres, des élixirs, et de cette foule nombreuse de prétendus spécifiques dont elle a reconnu l'insuffisance et l'inefficacité. Espérons encore qu'à son tour *la sangsue passera*, et qu'il en sera des reptiles à la mode, comme des perruques du siècle de Louis XIV! La postérité aura peine à croire que les hommes aient été assez fous pour se soumettre à leurs piqûres. Puissent nos contemporains se soustraire au jugement de cette même postérité, en s'écriant avec nous :

PLUS DE SANGSUES!

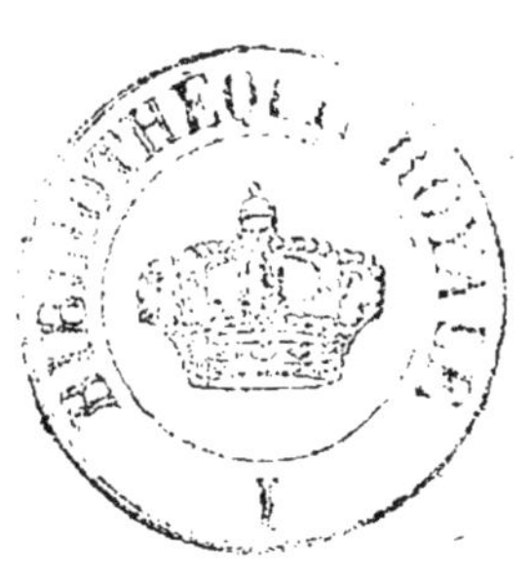

APPENDICE

QUI DEVAIT ÊTRE IMPRIMÉ A LA PAGE 54 DE CETTE BROCHURE.

« Les erreurs reconnues sont des vérités acquises », dit très-judicieusement M. Renauldin. Déjà cette assertion se justifie, puisque les professeurs des Facultés de médecine de Montpellier, Strasbourg, partagent l'opinion du plus grand nombre de leurs confrères de la Faculté de Paris, et reviennent enfin à la médecine hippocratique, faisant ainsi justice des idées purement hypothétiques de la nouvelle méthode.

L'expérience et le temps font tôt ou tard la part des innovations ; ils apprennent à quels fâcheux excès le fanatisme *Broussaisiste* peut conduire ; le besoin de combattre non-seulement les principes dangereux des fausses théories, mais encore d'en surveiller les applications, et d'en dévoiler les erreurs en pratique, ils nous forcent enfin à revenir aux doctrines hippocratiques sanctionnées par vingt-trois siècles d'observations d'expériences que les novateurs n'ont point abandonnées, mais seulement délaissées par une paresseuse routine.

Cependant, malgré ces imposantes autorités, M. Broussais persiste encore, et prétend soumettre toutes les affections morbifiques auxquelles notre triste humanité est exposée, au système qui le séduit; suivant ce médecin, qui veut bien convenir que les maladies scorbutiques *humorales*, prenant leur source dans une composition vicieuse du sang, sont la débilité sur laquelle on a tant insisté, qui n'est qu'un effet secondaire, et non la cause principale des effets qui les caractérisent. D'après lui, on observe dans ces maladies: 1° altération du sang à la suite d'une mauvaise alimentation; 2° irritation des membranes muqueuses; 3° affaiblissement et bientôt anéantissement de la contractilité musculaire; 4° obstacle à la circulation produit par la débilité du cœur; 5° enfin, irritation plus ou moins considérable des vaisseaux capillaires sanguins dans tous les organes, extravasation du sang, destruction des parties, et, au milieu d'un désordre aussi général, intégrité des fonctions et de la texture du système nerveux. Mais, fidèle à son système, ce professeur de médecine militaire [1] ajoute que les molécules étrangères que contient le sang, et qui proviennent de l'usage long-temps continué des viandes salées, fumées ou avariées, quelles

1 C'est à l'hôpital militaire du Val-de-Grâce qu'il a fait un cours à ses élèves.

que soient d'ailleurs les qualités de l'air, de l'eau, et les autres circonstances qui environnent les malades; que ces molécules étrangères, disons-nous, exercent une irritation qui se manifeste d'abord dans les tissus les plus sensibles, tels que les membranes muqueuses, la peau, etc. Il suppose, par conséquent, qu'on trouve sur les cadavres scorbutiques des phlegmasies de toutes espèce, des gastrites, des entérites, des péritonites, des dépôts purulens et des gangrènes dans la plupart des organes parenchimateux, et il s'élève avec force contre les médecins qui voudraient séparer les inflammations des autres affections du même genre, et les considérer comme réclamant un traitement opposé (*Journal Complémentaire*, juillet, pages 58-42). Tout irait bien dans cette exposition, si le scorbut suivait nécessairement le long usage des viandes salées, et si ceux qui n'en usent jamais ne devenaient pas scorbutiques; si les phénomènes de la maladie et les autopsies cadavériques annoncaient et présentaient ces éternelles *gastro-entérites*, ou des *péritonites*; si enfin les saignées locales étaient de bons moyens curatifs, comme elles peuvent l'être quelquefois dans d'autres circonstances; mais il n'en est pas ainsi, certes, pour les trois périodes ; quant à la quatrième, ce serait inévitablement provoquer des hémorragies mortelles, que de pratiquer des émissions sanguines par les sangsues, surtout à l'époque avancée où quelques symptômes commencent à simuler l'inflammation.

Enfin, l'auteur de la *Médecine Physiologique* a été plus loin : les maladies vénériennes invétérées, dit-il, doivent céder aux antiphlogistiques, les sangsues et la saignée (*Examen*, prop. CDVI) ; et aussitôt plusieurs de ses élèves, séduits par cette théorie, ont essayé de la confirmer par une expérience, courageuse sans doute, mais qui n'en est pas moins téméraire : ils se sont inoculé du pus siphilitique, comme on le pratique dans la vaccination, les sangsues ont été appliquées, et l'on s'est abstenu avec soin de toute préparation mercurielle. Qu'en est-il résulté ? des bubons, des ulcérations au gland, au voile du palais, etc. etc. etc. : aussi bien n'ont-ils pas recommencé.

Que M. Broussais et ses élèves sachent donc, et n'oublient jamais que les sangsues ne guérissent pas les affections vénériennes ; qu'ici, comme dans toutes les maladies, avec cause jointe, il y a deux choses distinctes : d'une part l'altération vitale, qui n'est qu'un effet, et ensuite le principe ou la cause qui a déterminé et qui entretient cette altération. Les sangsues pourraient bien modérer l'irritation du virus, mais certainement elles ne peuvent rien contre le virus lui-même.

L'application de ces vers sur une parotide engorgée dans un malade à peine convalescent d'une fièvre continue avec adynamie, l'a fait mourir le jour même de la saignée; et l'on rapporte qu'une femme, traitée en province pour une obstruction au foie, étant venue à Paris, y fut bientôt affectée d'une *péripneumonie intense :* saignées et sangsues sur l'épigastre, comme de raison, mais les piqûres deviennent noires sans avoir donné du sang; application nouvelle de quarante de ces reptiles sur l'hypocondre; à peine peuvent-ils se remplir, et la malade ne cesse de pousser des gémissemens douloureux : elle meurt enfin le surlendemain. Le cadavre ouvert, que voit-on? que *cette péripneumonie intense* aurait été appelée, dans l'ancien temps, *une hépatite* compliquée *de la gastro-entérite.* Mais, comme on s'était trompé, on ne voulut pas en convenir.

Les partisans de ce système nous menacent, pour tout concilier, de créer des subdivisions qui vont encore embrouiller une doctrine dont l'obscurité, impénétrable au vulgaire, sera bientôt délaissée, même par les jeunes médecins.

Ces observations subsistent encore pour le traitement employé contre les affections morbifiques du cœur. Les individus qu'agitent de grandes passions, et particulièrement les orateurs que l'exercice soutenu et trop prolongé de la parole dispose aux maladies particulières à cet organe, si nombreuses de nos jours [1], pourraient vivre (choses égales d'ailleurs) quinze et même vingt ans de plus, à l'aide d'un traitement palliatif et des moyens hygiéniques consignés dans notre *Manuel de Santé*. Eh bien! que font M. Broussais et ses partisans dans cette occurence? ils ne parlent que de l'excès des forces vitales; il faut les affaiblir; et quel moyen plus *héroïque* que les inévitables sangsues!

Ne savent-ils donc pas que le cœur est placé trop profondément, pour concevoir l'espoir d'en diminuer le volume par des agens aussi impuissans que les émissions sanguines? Le vitalisme de cet organe ne peut être atteint que par des moyens généraux qui peuvent exercer une grande influence sur la circu-

1 Le général Foy a succombé à une *ypertrophie* du cœur; et cependant il a subi l'application de centaines de sangsues.

lation du sang et l'organisation en général. Mais la vitalité du cœur étant aux autres organes comme 10 à 51, si l'on persiste, par l'application des sangsues, à la faire redevenir à 5, il s'ensuivra naturellement que la vitalité de l'organisme tout entier se trouvera en même temps réduit à zéro, c'est-à-dire que la mort sera l'inévitable conséquence d'une pratique aussi meurtrière.

Non seulement les maladies scorbutiques, la siphilis et l'ypertrophie du cœur sont combattues par les sangsues, mais on fait plus encore : on prétend, par leurs fréquentes applications, prévenir ou arrêter les ravages de la phthisie pulmonaire! Citons le précepte du docteur Broussais.

« Il faut enlever le catarrhe bronchique, » attaquer la phthisie par des sangsues posées » à la partie inférieure du cou, autour des » clavicules, et même sous les aisselles. » Mais cette pratique ne prolongera-t-elle pas la durée de la maladie, en rendra la guérison impossible? Quoi! aux 2me et 3me degrés de la phthisie, lorsque le poumon est déjà tuberculeux, vous voulez encore répandre du sang! Mais la maigreur, la pâleur plus effrayantes encore du phthisique, ne vous annoncent-elles pas que la vie l'abandonne, qu'elle va lui échapper, sans qu'il soit besoin de le torturer à ses derniers momens.

Ces résultats n'ont pas besoin de commentaires plus circonstanciés.

C'est donc vainement que l'on veut assujettir à une règle fixe et invariable une science, si variée, que l'on pourrait presque la nommer la science des exceptions? Les indications changent suivant une multitude de circonstances; il est donc impossible de persister toujours dans la même marche, puisque la même mesure ne peut servir pour tous les cas.

Qui ne sait que la plupart des maladies commencent et finissent par des crises? Mais tous les médecins n'ayant pas également le talent de les prévoir, ni la sagesse de les respecter, quelle sera donc la boussole qu'il faudra consulter pour l'application des sangsues, puisqu'il est reconnu que leur morsure occasionne une perturbation de ces mêmes crises?

La médecine ne doit connaître aucun *ultracisme*. N'admettons que les vrais principes, et justice sera bientôt faite du Broussaissisme, qui n'oppose, aux maladies les plus dissemblables, que des sangsues, et toujours des sangsues.

Prospectus.

LA MÉDECINE

SANS LE MÉDECIN,

OU

MANUEL DE SANTÉ,

Utile ouvrage, destiné à soulager les infirmités, à prévenir les maladies aiguës, à guérir les maladies chroniques sans le secours d'une main étrangère.

PAR AUDIN-ROUVIERE,

Médecin consultant, ancien Professeur d'Hygiène au Lycée de Paris et membre du bureau des Consultations médicales.

NEUVIÈME ÉDITION,

ENTIÈREMENT REFONDUE ET CONSIDÉRABLEMENT AUGMENTÉE.

Un volume in-8° de 580 pages, avec portrait et gravure.

Prix : broché 5 fr., ou 6 fr. relié.

Se vend chez l'Auteur, rue d'Antin, n° 10.

> Videtur autem mihi maximè de hàc arte dicturum oportere vulgo ac plebeis hominibus nota dicere.
> Hip., *De vet. Med.*, IV.

> Les malades, dit Hippocrate, guérissent quelquefois sans médecin; mais ils ne guérissent pas pour cela sans médecine. *Dict. des Scienc. méd.*

Dans un siècle où l'on initie le public à tout, excepté à la connaissance de soi-même, où la science semble s'obstiner à faire à l'homme un mystère de sa santé, quelle tâche noble pour un médecin ami de l'humanité, qui, entrant dans les salons du riche, que le charlatanisme rançonne, ainsi que dans la chaumière du pauvre, que le même charlatanisme délaisse, offrirait aux uns et aux autres un guide également dépouillé des préjugés de l'ignorance et des mensonges de l'intérêt, à la faveur duquel la douleur trouverait des consolations, les souffrances un remède, et qui apprendrait enfin au malade lui-même à conserver sa santé et à prolonger sa vie?

Atteindre un pareil but, ne serait-ce pas remplir la grande lacune qui, à la honte des prodiges de notre siècle, existe encore dans les progrès de la médecine de nos jours?

L'auteur de cet ouvrage s'est vivement pénétré de ce désir. Que n'a-t-il pas mis en usage pour le satisfaire? Veilles, méditations, observations comparées, rectifiées par une expérience de trente années d'exercice, sacrifices de toute espèce, rien enfin n'a été oublié pour réparer le mal qu'ont produit à ce sujet des livres faussement populaires, pour rejeter des recettes toujours inutiles, souvent pernicieuses, et pour déposer sans crainte dans toutes les mains un ouvrage également au niveau des connaissances modernes et du bon sens du lecteur.

Nous guiderons les gens du monde, moins crédules qu'autrefois, ou plutôt ils se guideront eux-mêmes par leur propre expérience, en lisant le contenu des chapitres suivans renfermés dans cet ouvrage.

CHAPITRE PREMIER.

Double organisation de l'homme.—Description de l'estomac.— De la digestion. — Du siége probable des maladies. — Du principe morbifique des humeurs.

CHAPITRE II.

Du sang. — Des sangsues ; démonstration de l'abus trop fréquent de leur usage. — Des tempéramens en général et en particulier.

CHAPITRE III.

Embarras des premières voies. — Aigreurs d'estomac. — De la bile et des maladies bilieuses. — Des vents et des flatuosités. — Indigestions. — Le foie, maladies de cet organe. — Engorgemens. — Obstructions. — Ictère ou jaunisse. — Des glaires. — Superpurgation.

CHAPITRE IV.

Constipation. — Clystères ou lavemens. — Coliques. — Mélancolie. — Hypocondrie. — Hydropisie.

CHAPITRE V.

Asthme. — Pituite. — Aphthes. — Rhume. — Catarrhe pulmonaire. — Cautère. — Eblouissement. — Etourdissement. — Evanouissement. — Migraine. — Maux de tête. — Eternuement. — Apoplexie. — Paralysie.

CHAPITRE VI.

Rhumatisme. — Goutte. — Clous ou furoncles. — Dartres. — Ophthalmie ou mal d'yeux. — De la fièvre. — Fébrifuges.

CHAPITRE VII.

Maladies des femmes. — De la menstruation. — Fleurs blanches ou leucorrhée. — Maladies laiteuses. — Age critique des femmes. — Conseils pour la conservation de leur santé.

CHAPITRE VIII.

Maladies des enfans. — De la dentition. — Vers. — Vermifuges.

—Maladies vermineuses.—Indigestions des enfans.—Coqueluche. — Écrouelles ou scrofules. — Maladies externes des enfans.

CHAPITRE IX.

Du sommeil. — Des songes. — Des rêves. — Cauchemar. — Surdité. — Vieillesse. — Conseils hygiéniques aux vieillards.

CHAPITRE X.

Douleurs. — Maladies syphilitiques. — Maladies des cuisiniers et des cuisinières. — Convalescence.

CHAPITRE XI.

Santé des employés. — Maladies auxquelles les expose le travail du bureau.

CHAPITRE XII.

Préceptes généraux d'hygiène pour conserver la santé et pour prolonger la vie, extraits du cours professé par l'auteur de cet ouvrage au Lycée de Paris. — Salubrité du régime. — Maximes aphoristiques.— Corollaires.

CHAPITRE XIII.

Dissertation sur l'utilité des frictions journalières, et sur un moyen prophylactique pour le maintien de la santé.

CHAPITRE XIV.

Manière détaillée d'employer une méthode purgative perfectionnée.

CHAPITRE DERNIER.

Chronique médicale de Paris : Supériorité de la chirurgie sur la médecine.

N. B. L'Éditeur ne craint pas de dire que cette neuvième édition confirme le succès, aussi prodigieux que justement mérité, d'un ouvrage utile à toutes les classes de la société, dont vingt-deux mille exemplaires des éditions antérieures à celle-ci ont été vendus dans l'année.

On trouve cet ouvrage rue d'Antin, n° 10.

LE NORMANT FILS, IMPRIMEUR DU ROI,
Rue de Seine, n° 8, F. S. G.

www.ingramcontent.com/pod-product-compliance
Ingram Content Group UK Ltd.
Pitfield, Milton Keynes, MK11 3LW, UK
UKHW020415230726
13925UKWH00004B/1433

9 782014 051988